LIBRO DE FOTOS Y
PROVERBIOS

MIGHTY OAK BOOKS

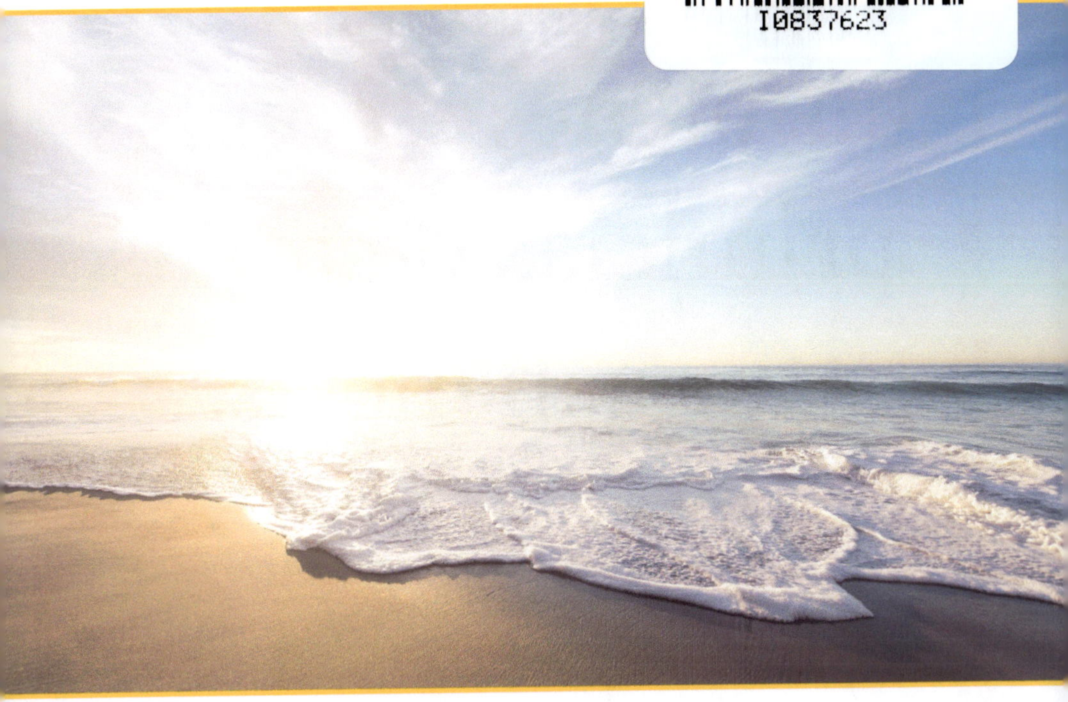

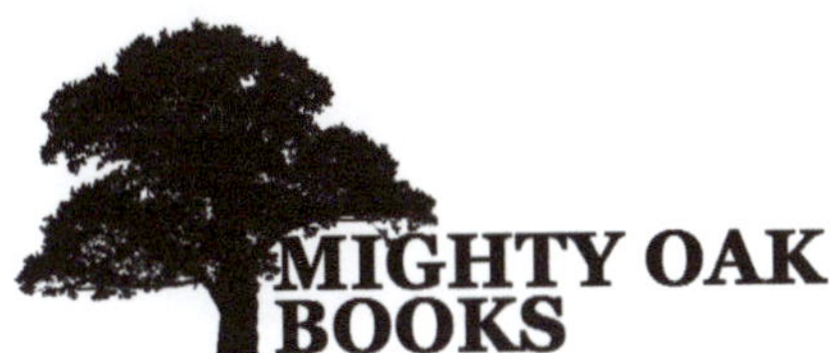

© 2019 Mighty Oak Books
Reservados todos los derechos.

Honra al Señor con tus bienes y con las primicias de todas tus ganancias.

Proverbios 3:9

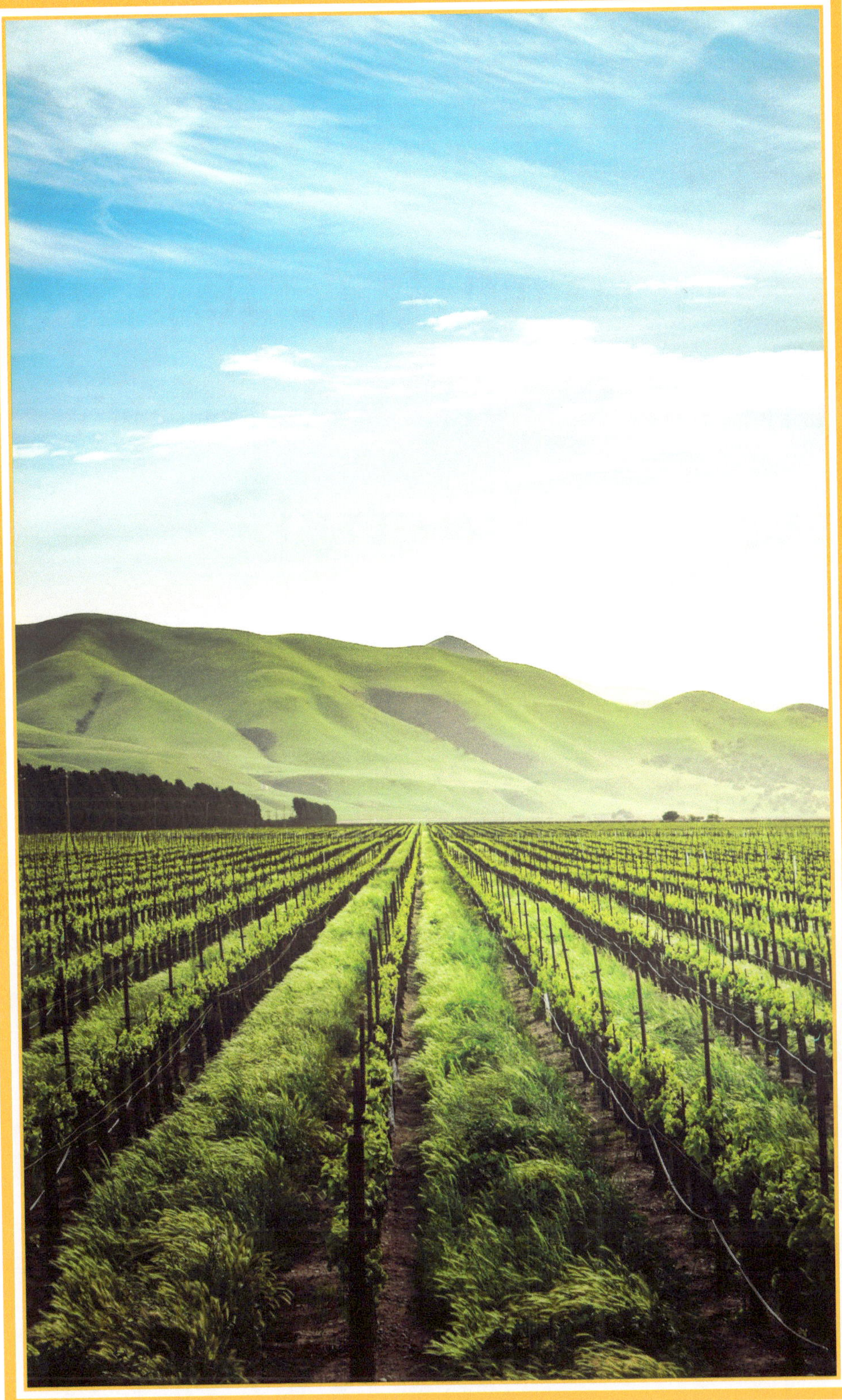

Adquiere la sabiduría, adquiere la inteligencia, no olvides las palabras de mi boca ni te desvíes de ellas.

Proverbios 4:5

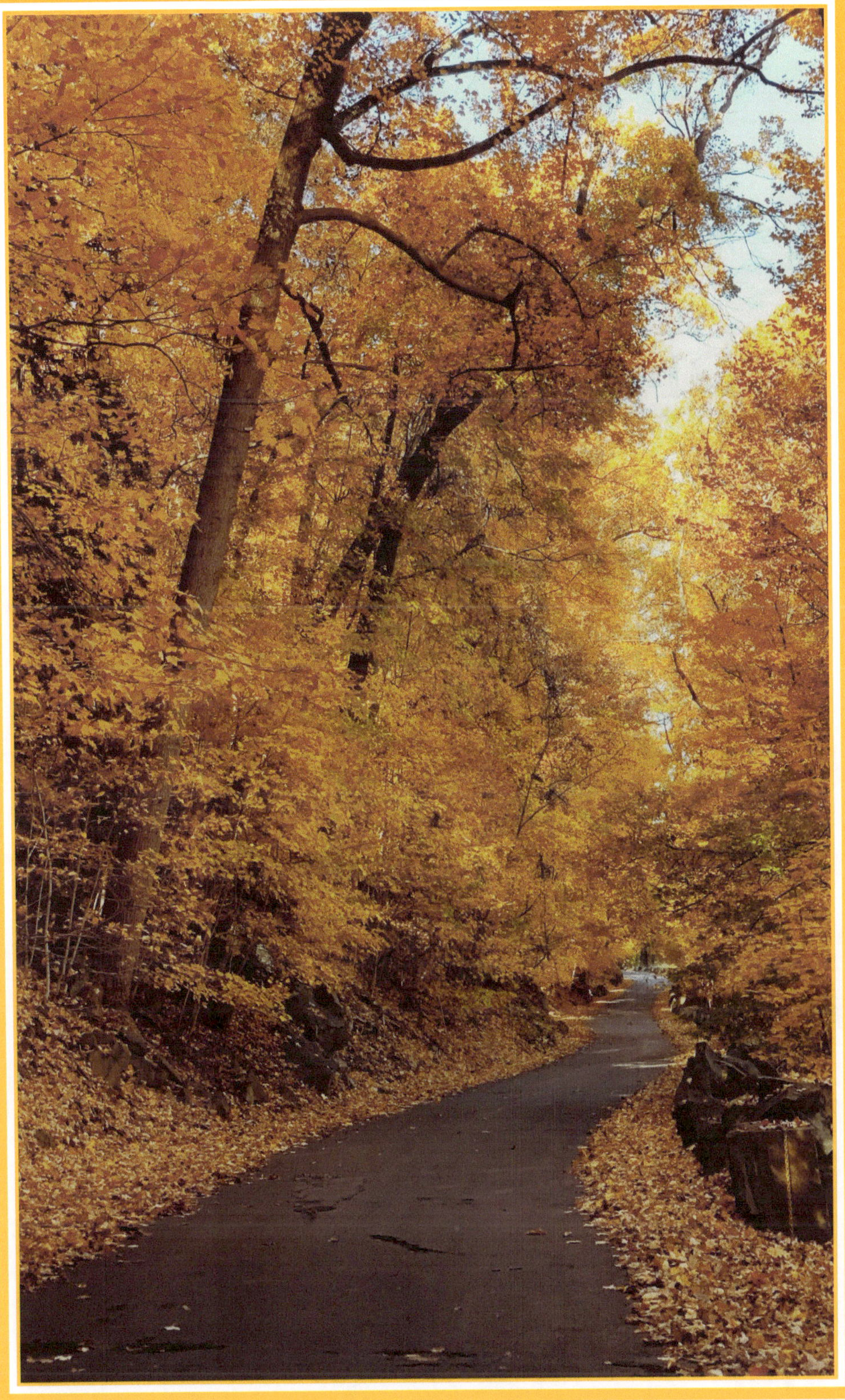

Que escuche el
sabio, y acrecentará
su saber,
y el inteligente
adquirirá el arte
de dirigir.

Proverbios 1:5

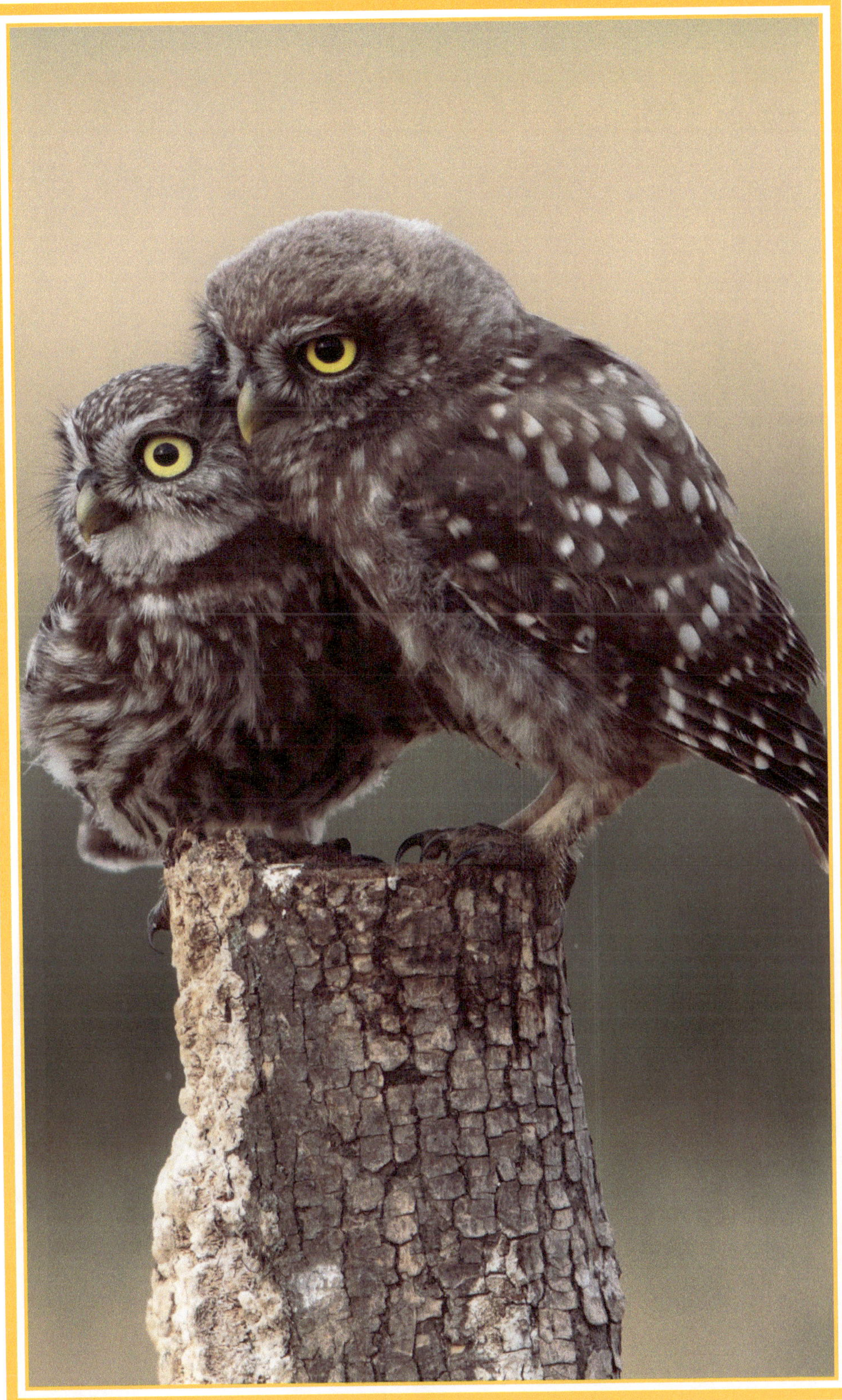

Encomienda tus obras al Señor, y se realizarán tus proyectos.

Proverbios 16:3

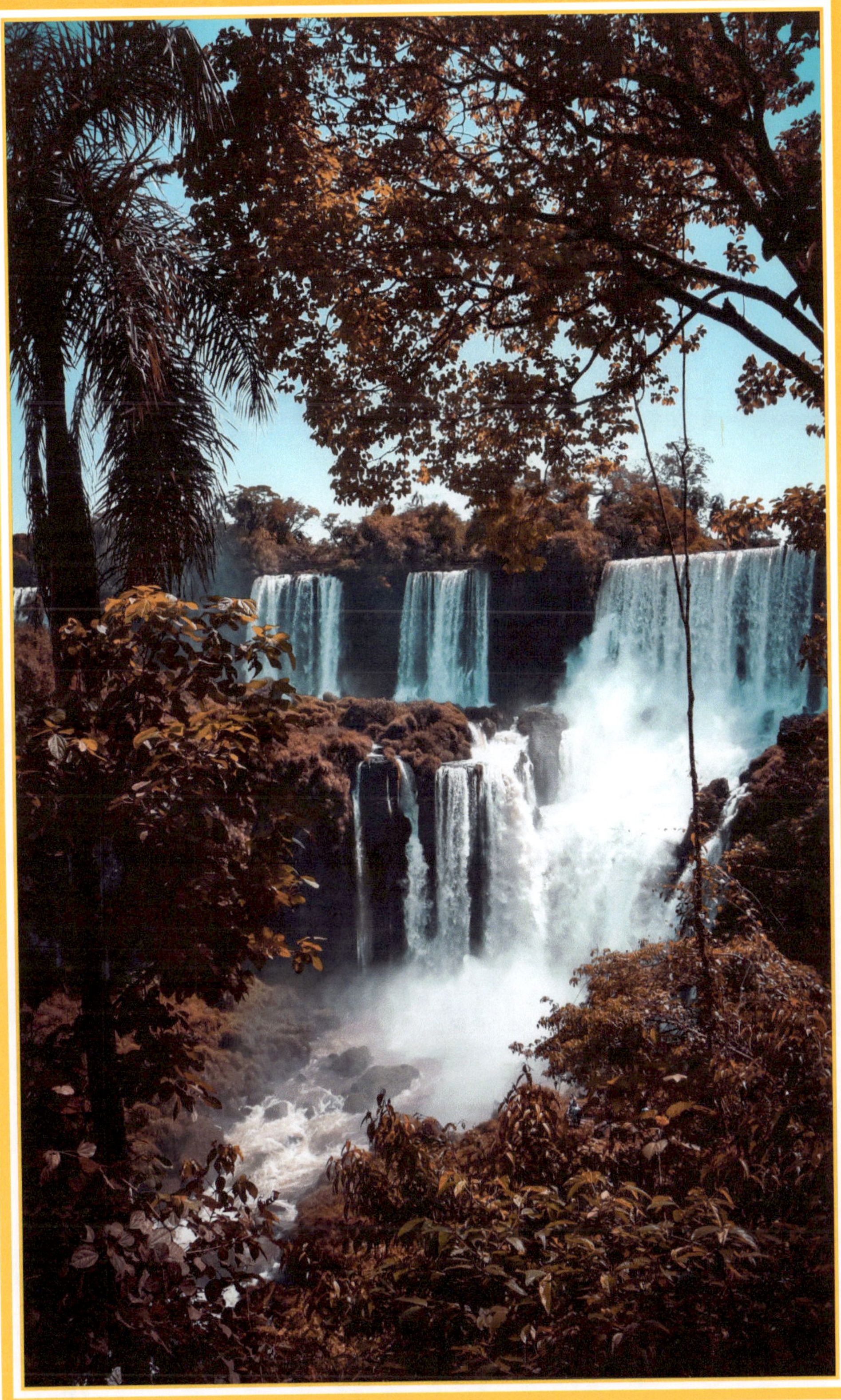

El odio provoca
altercados, pero el
amor cubre todas
las faltas.

Proverbios 10:12

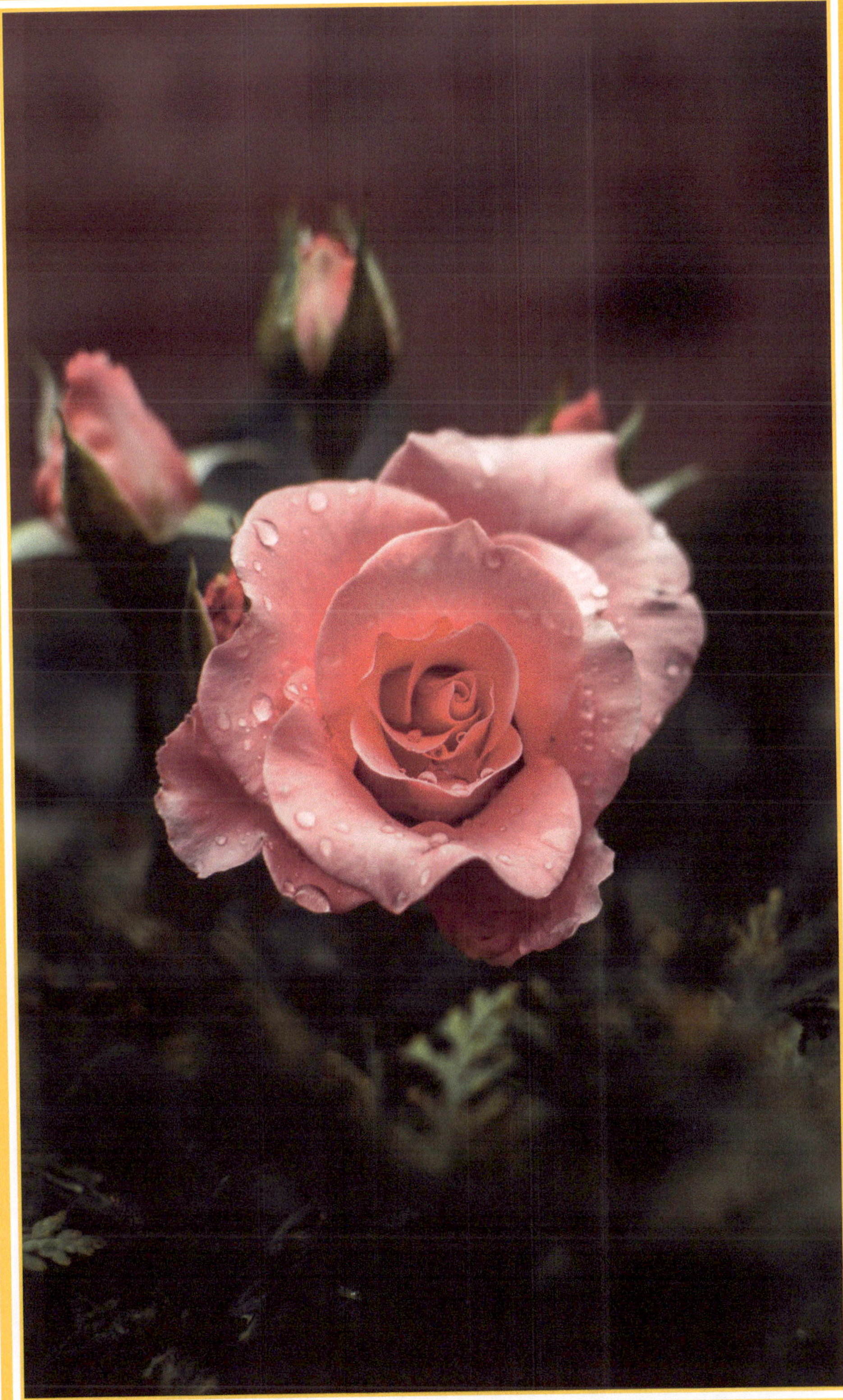

Una respuesta suave aplaca la ira, una palabra hiriente exacerba el furor.

Proverbios 15:1

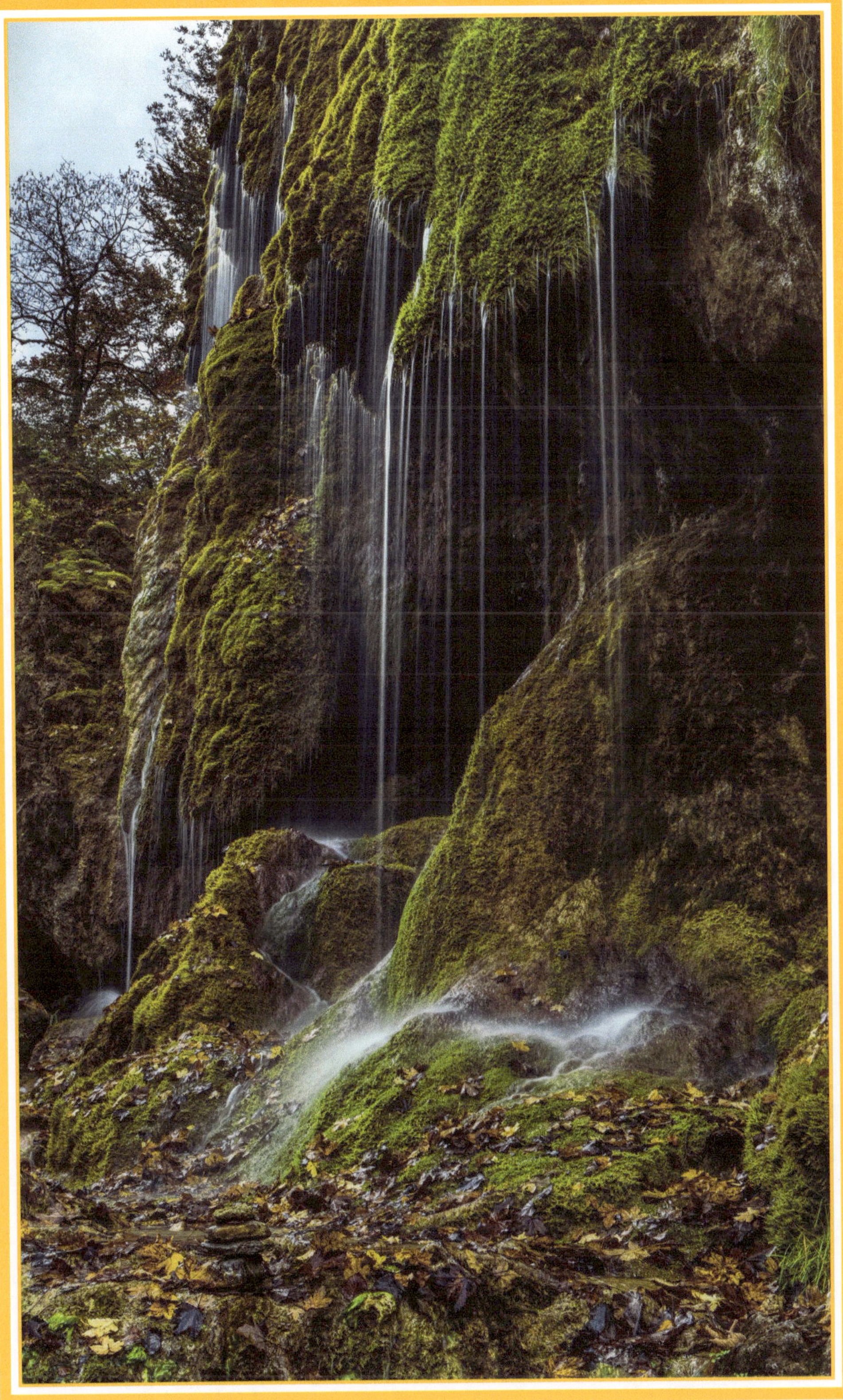

El buen juicio de
un hombre aplaca
su ira, y su gloria es
pasar por alto
una ofensa.

Proverbios 19:11

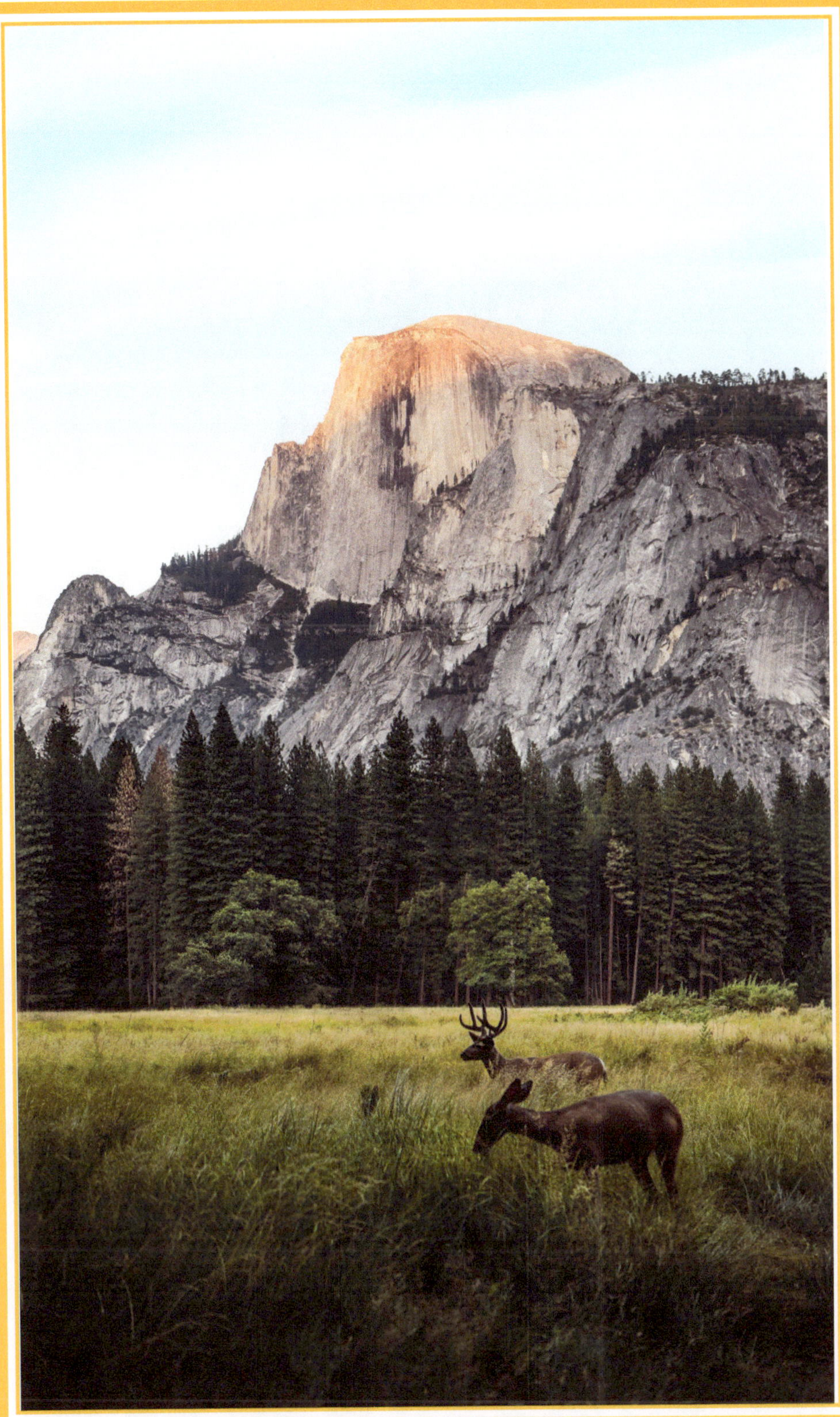

Vale más el buen
nombre que las
muchas riquezas,
y ser estimado vale
más que la plata
y el oro.

Proverbios 22:1

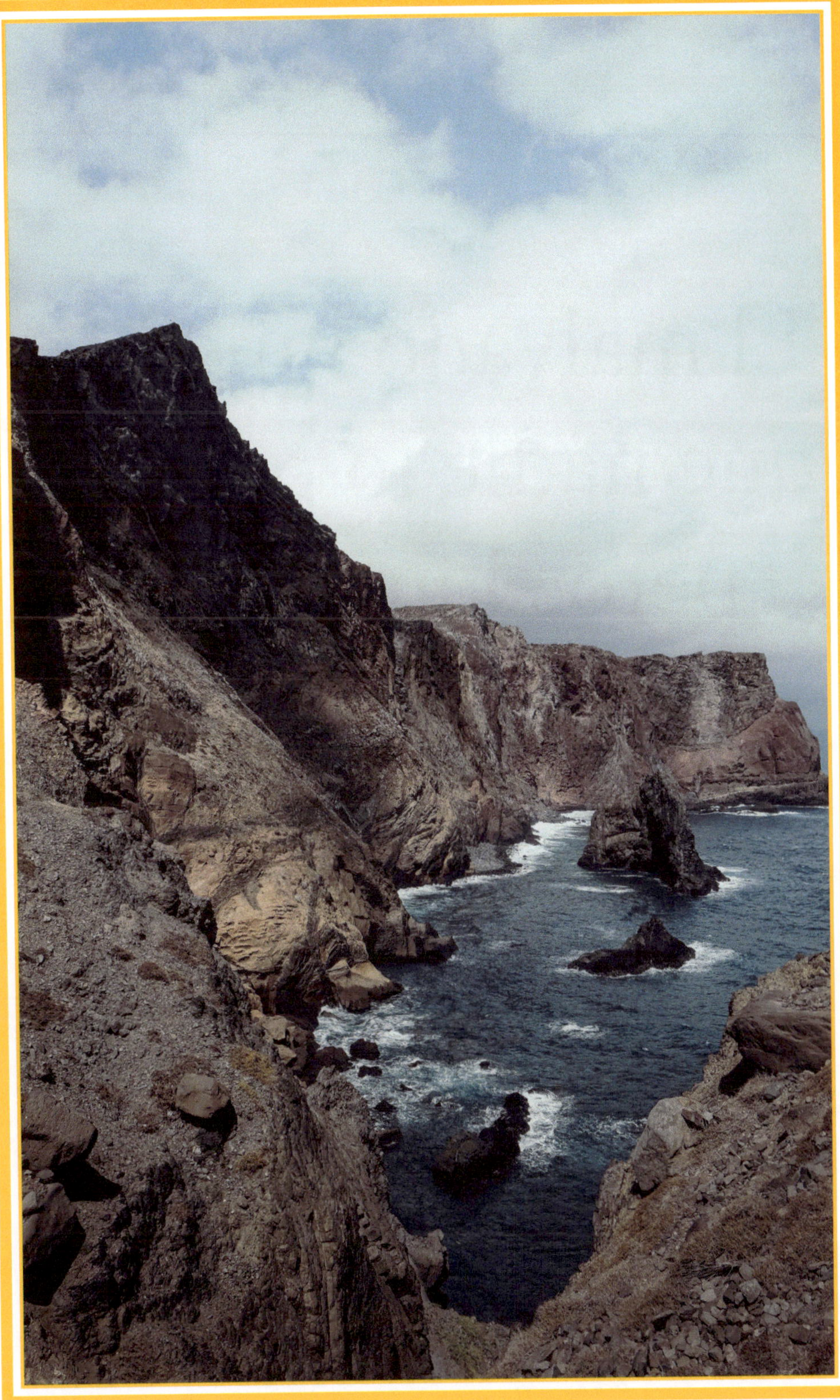

El malvado huye sin que nadie lo persiga, pero el justo está seguro como un cachorro de león.

Proverbios 28:1

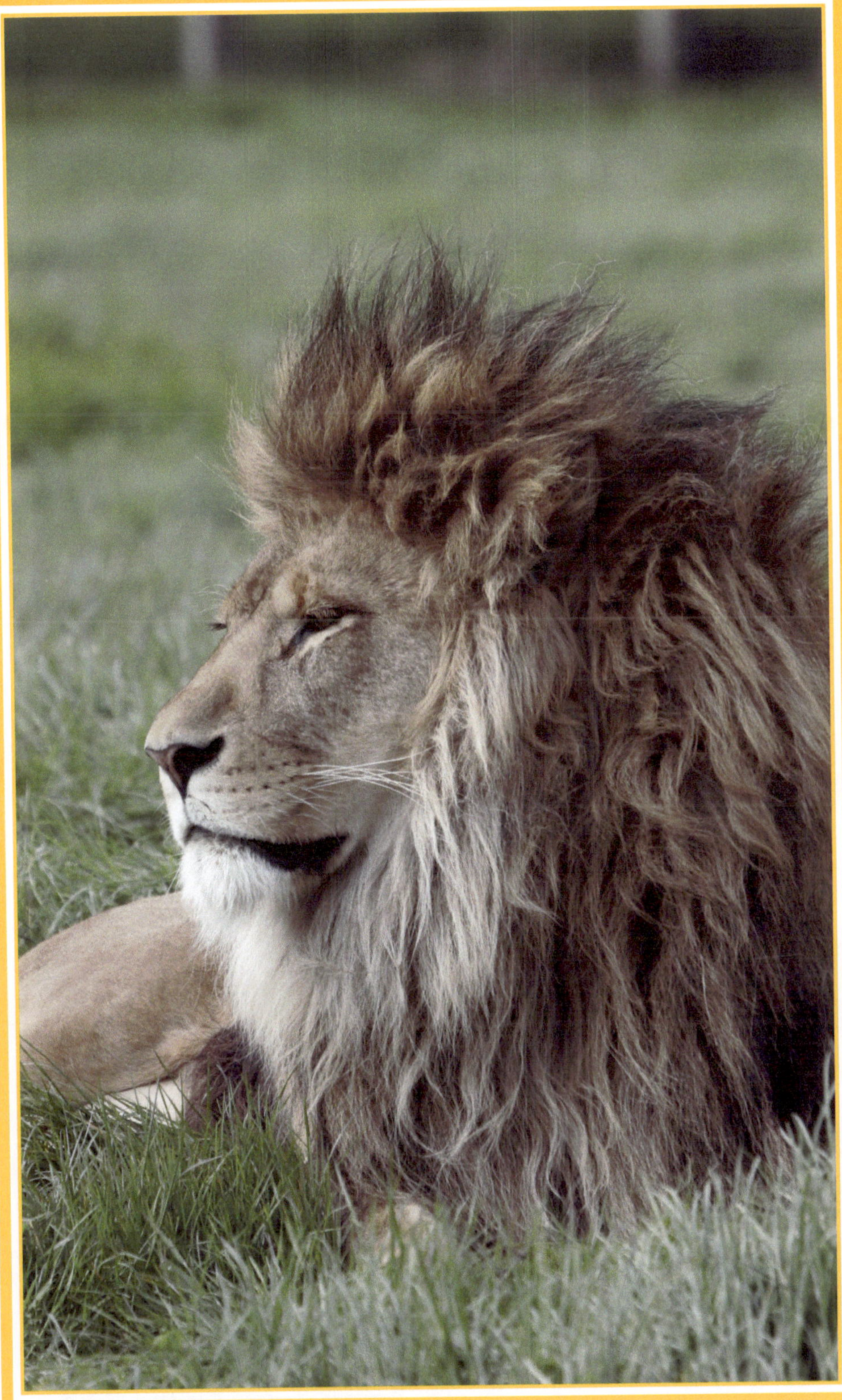

Confía en el Señor
y de todo corazón y
no te apoyes en tu
propia inteligencia.

Proverbios 3:5

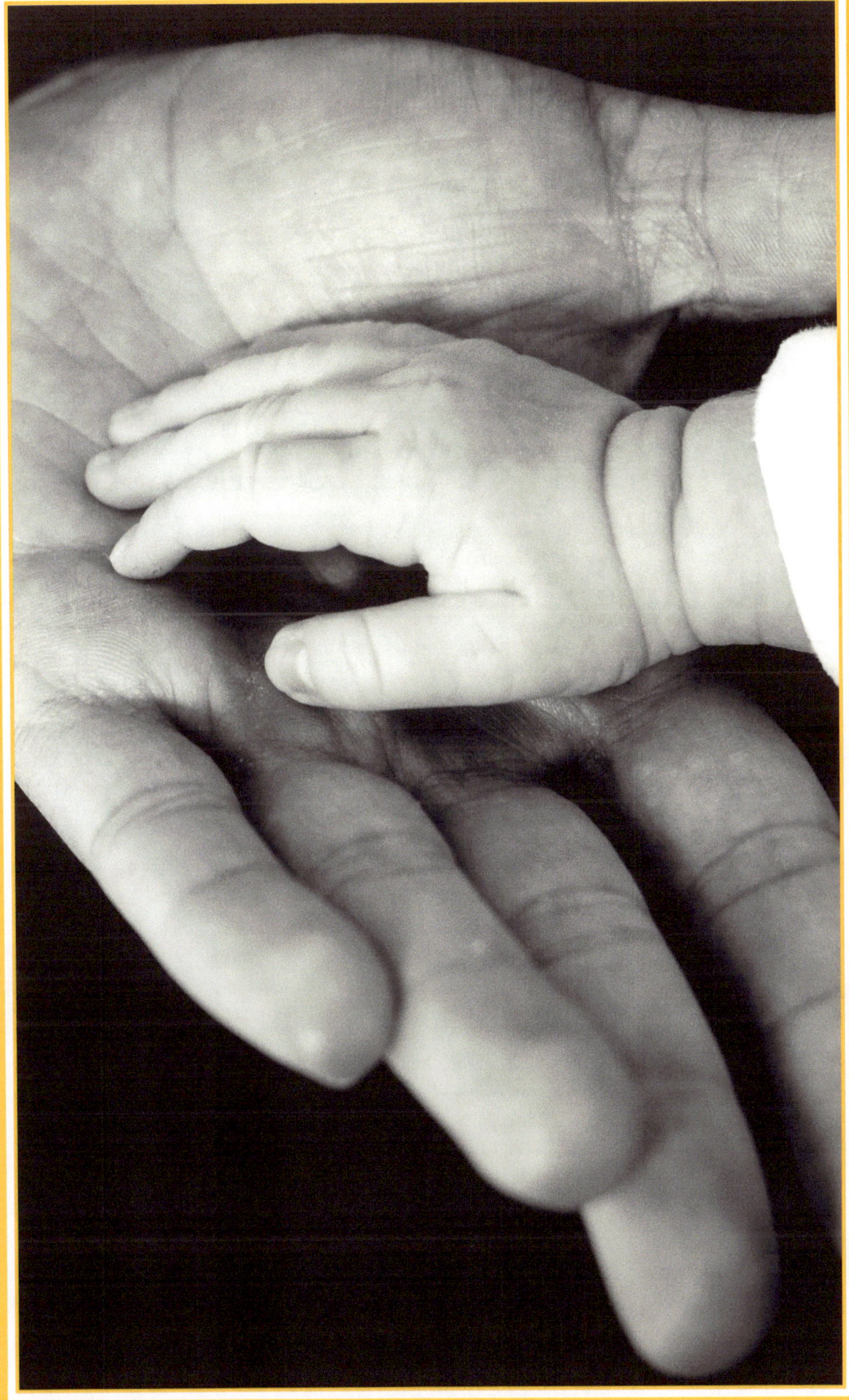

Toda palabra de Dios es acrisolada, Dios es un escudo para el que se refugia en él.

Proverbios 30:5

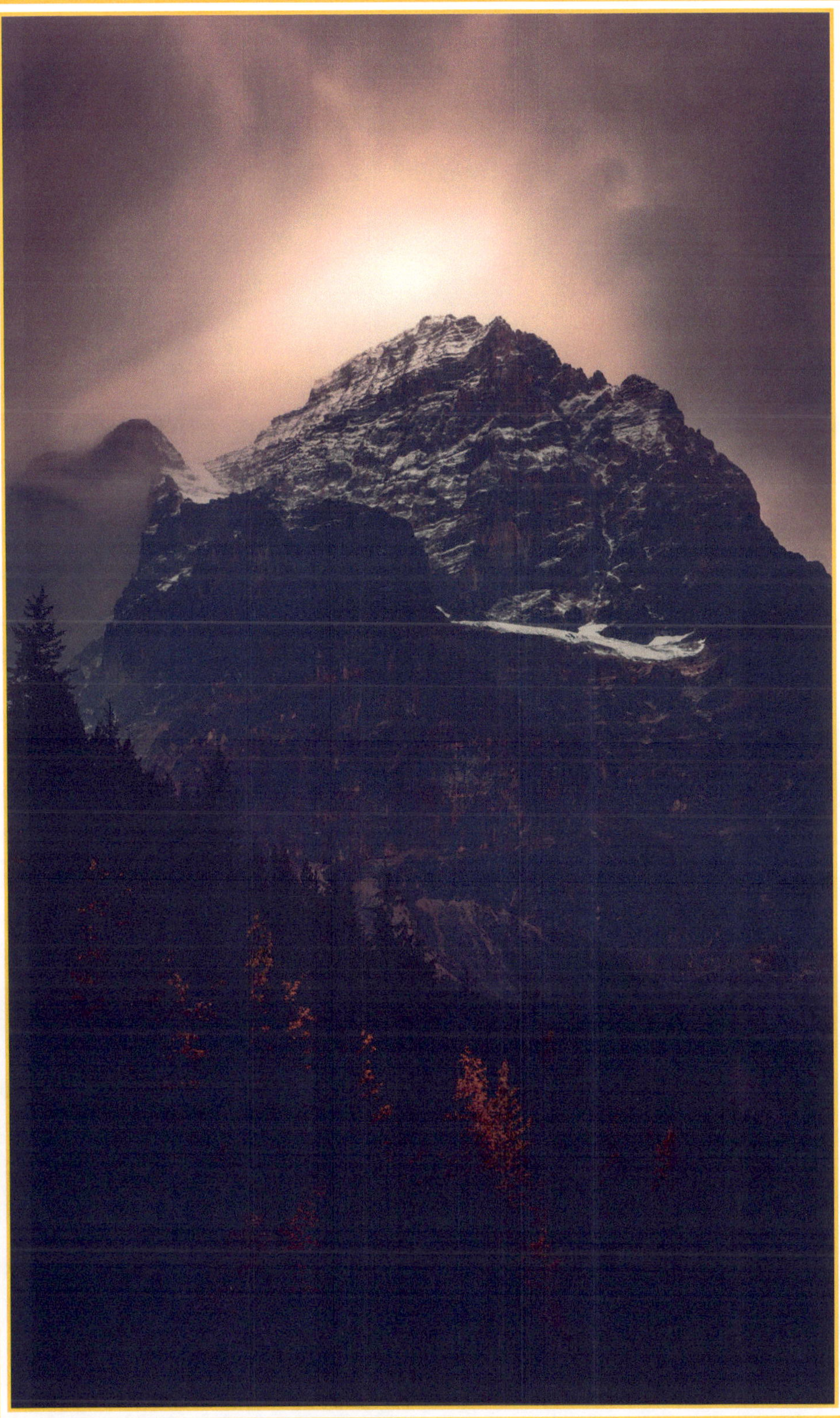

El hierro se afila
con el hierro, y el
hombre en el trato
con el prójimo.

Proverbios 27:17

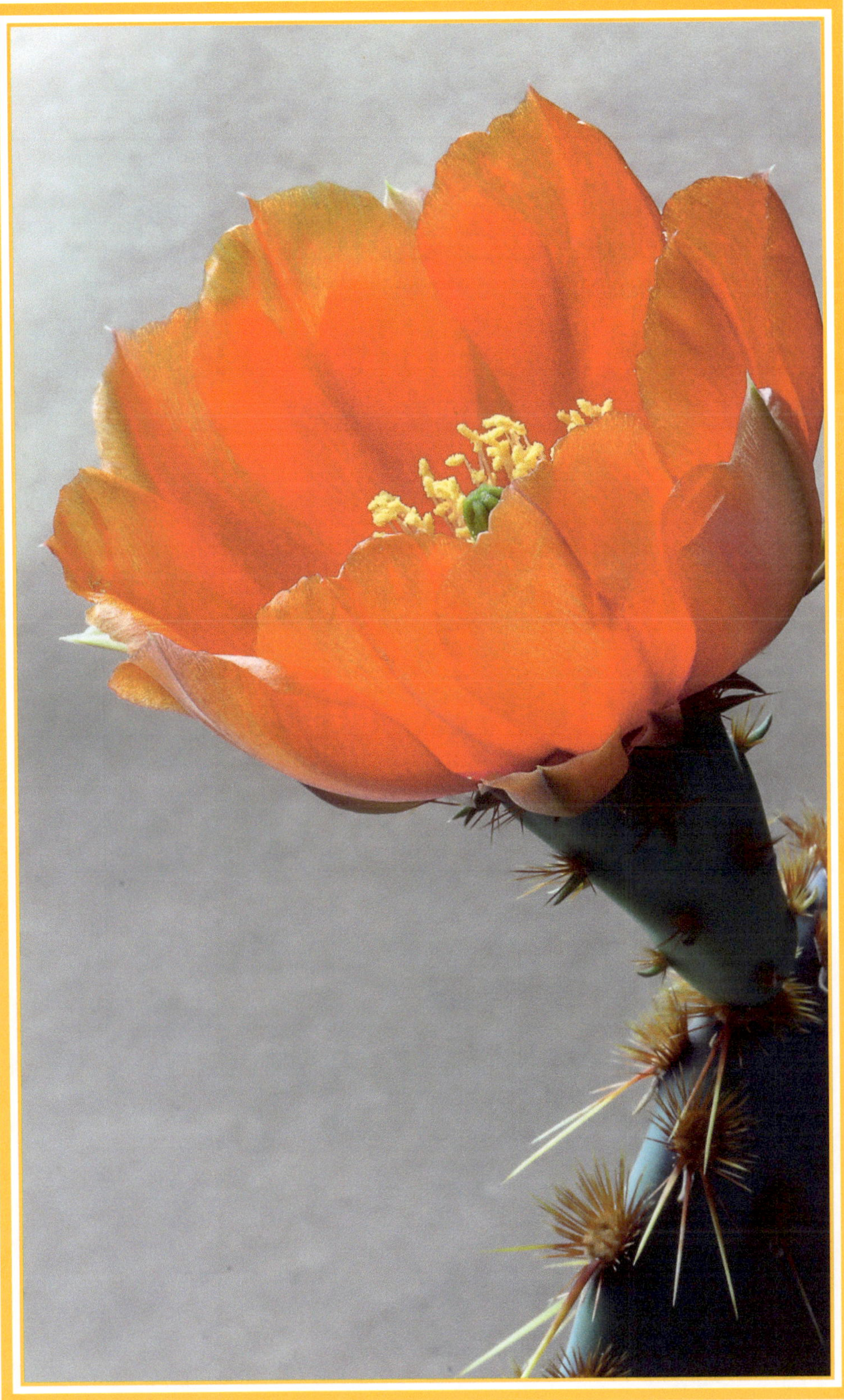

El que encubre sus delitos no prosperará, pero el que los confiesa y abandona, obtendrá misericordia.

Proverbios 28:13

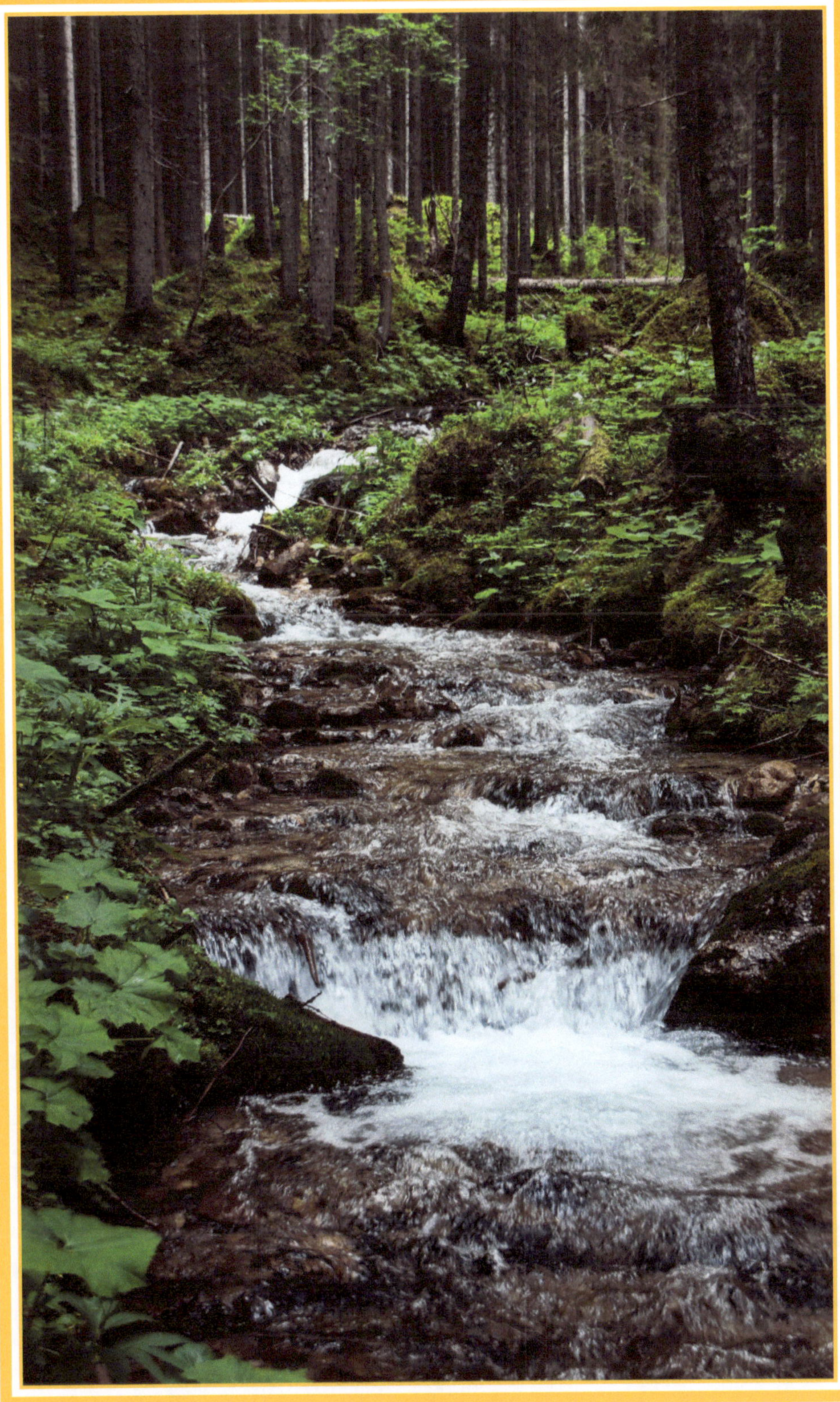

Más vale un pobre que camina con integridad que un rico de caminos tortuosos.

Proverbios 28:6

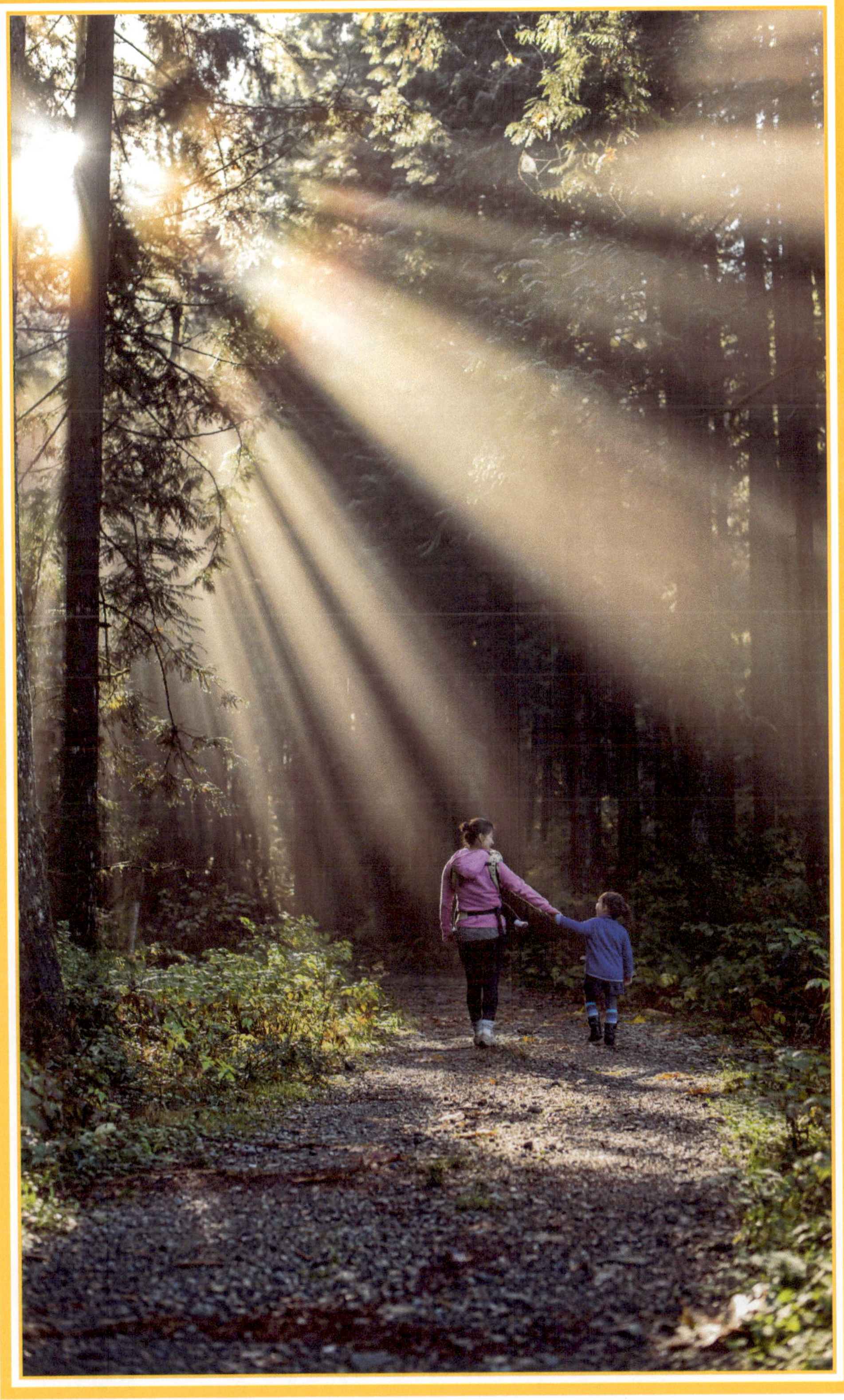

Un corazón alegre
es el mejor remedio,
pero el espíritu
abatido reseca
los huesos.

Proverbios 17:22

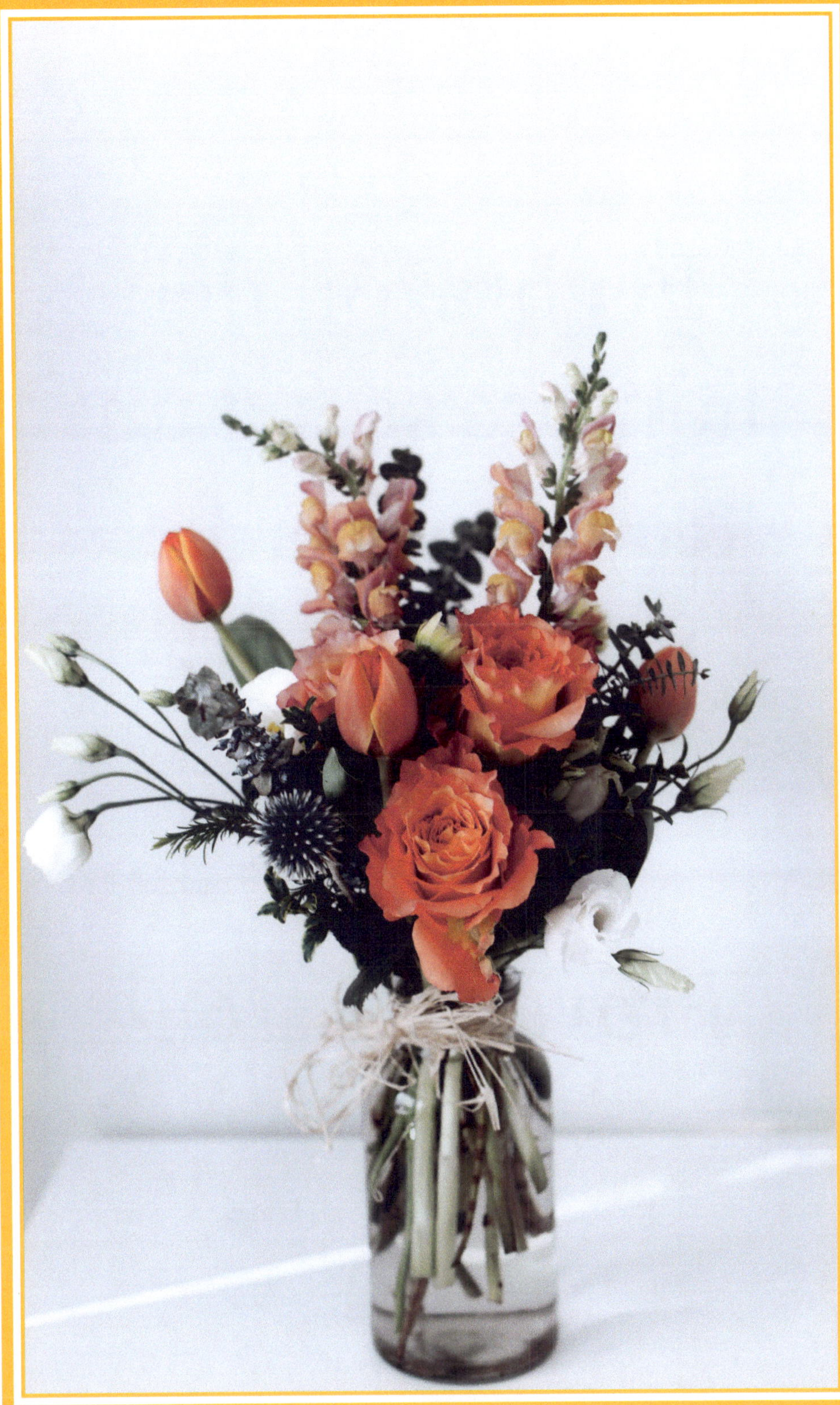

El corazón del hombre se fija un trayecto, pero el Señor asegura sus pasos.

Proverbios 16:9

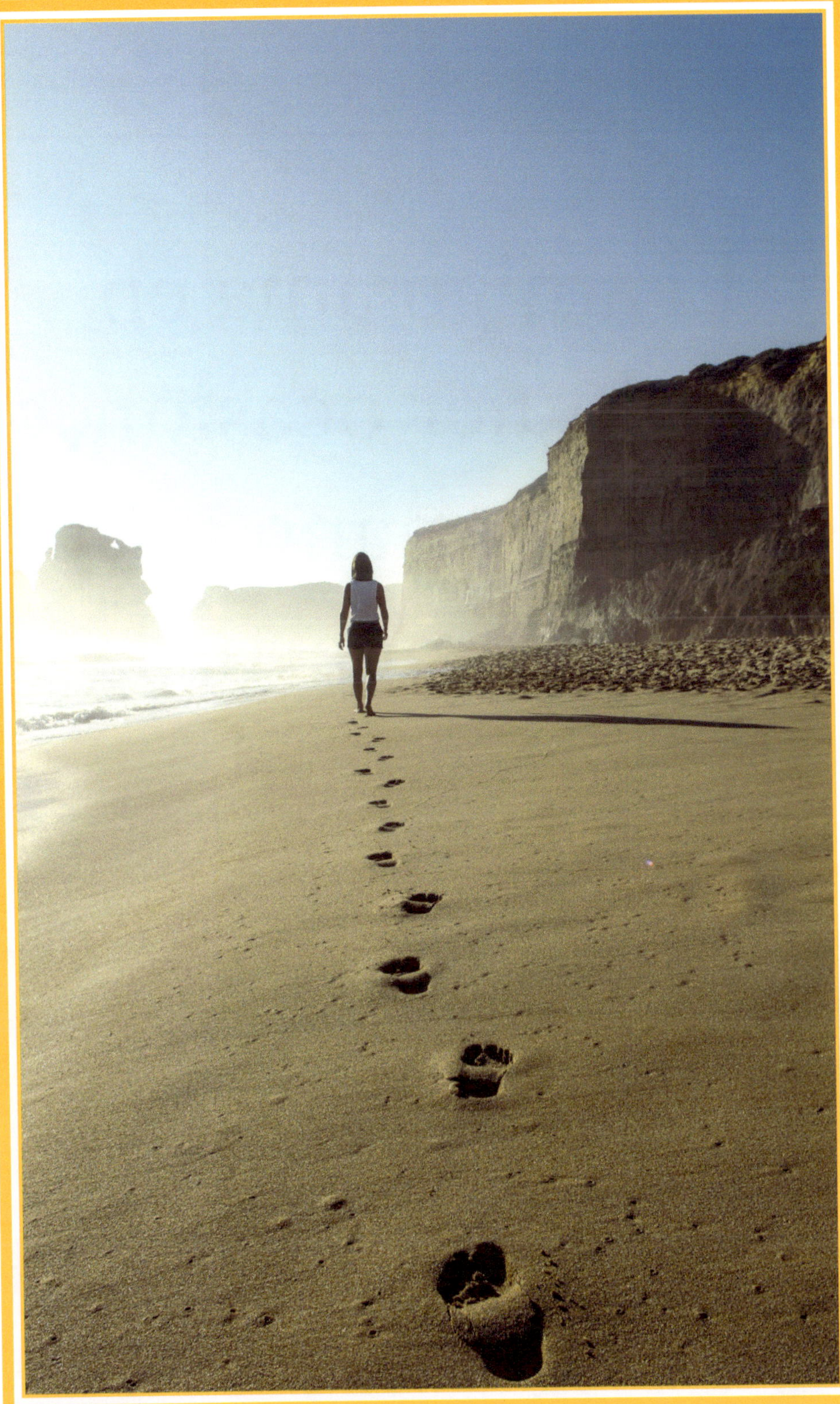

El amigo ama en cualquier ocasión, y un hermano nace para compartir la adversidad.

Proverbios 17:17

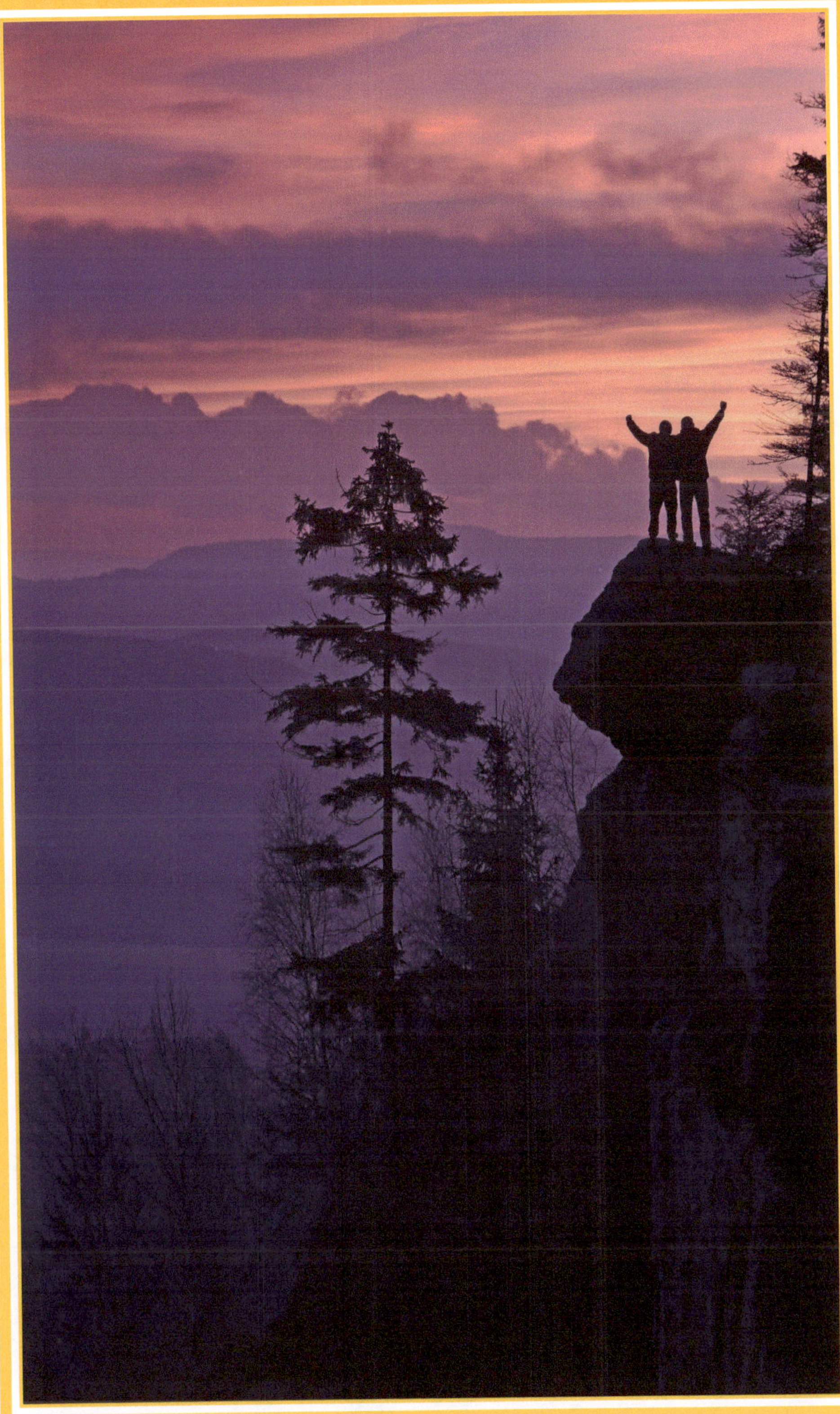

El que va tras la justicia y la fidelidad encontrará vida, justicia y honor.

Proverbios 21:21

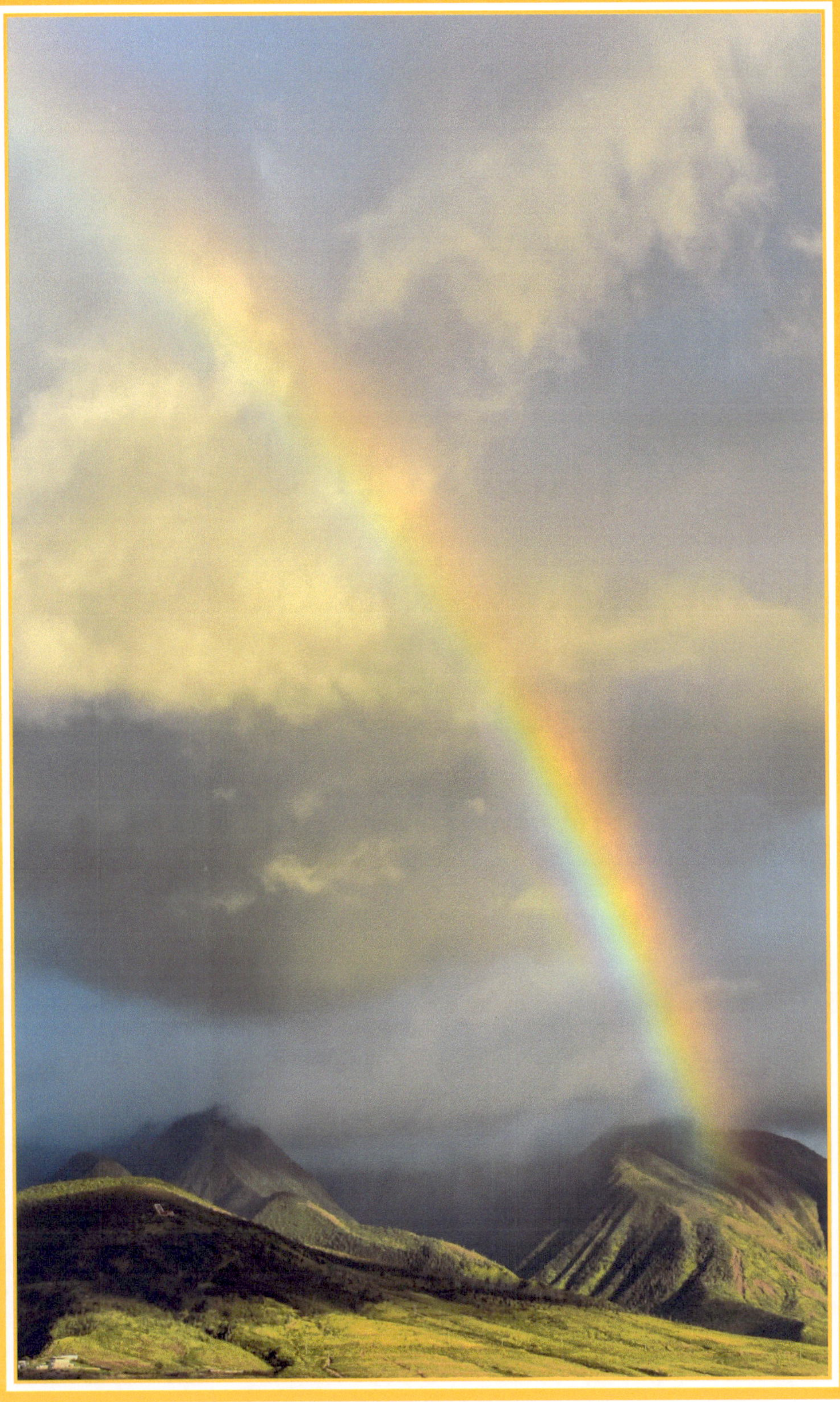

La muerte y la vida dependen de la lengua, y los que son indulgentes con ella comerán de su fruto.

Proverbios 18:21

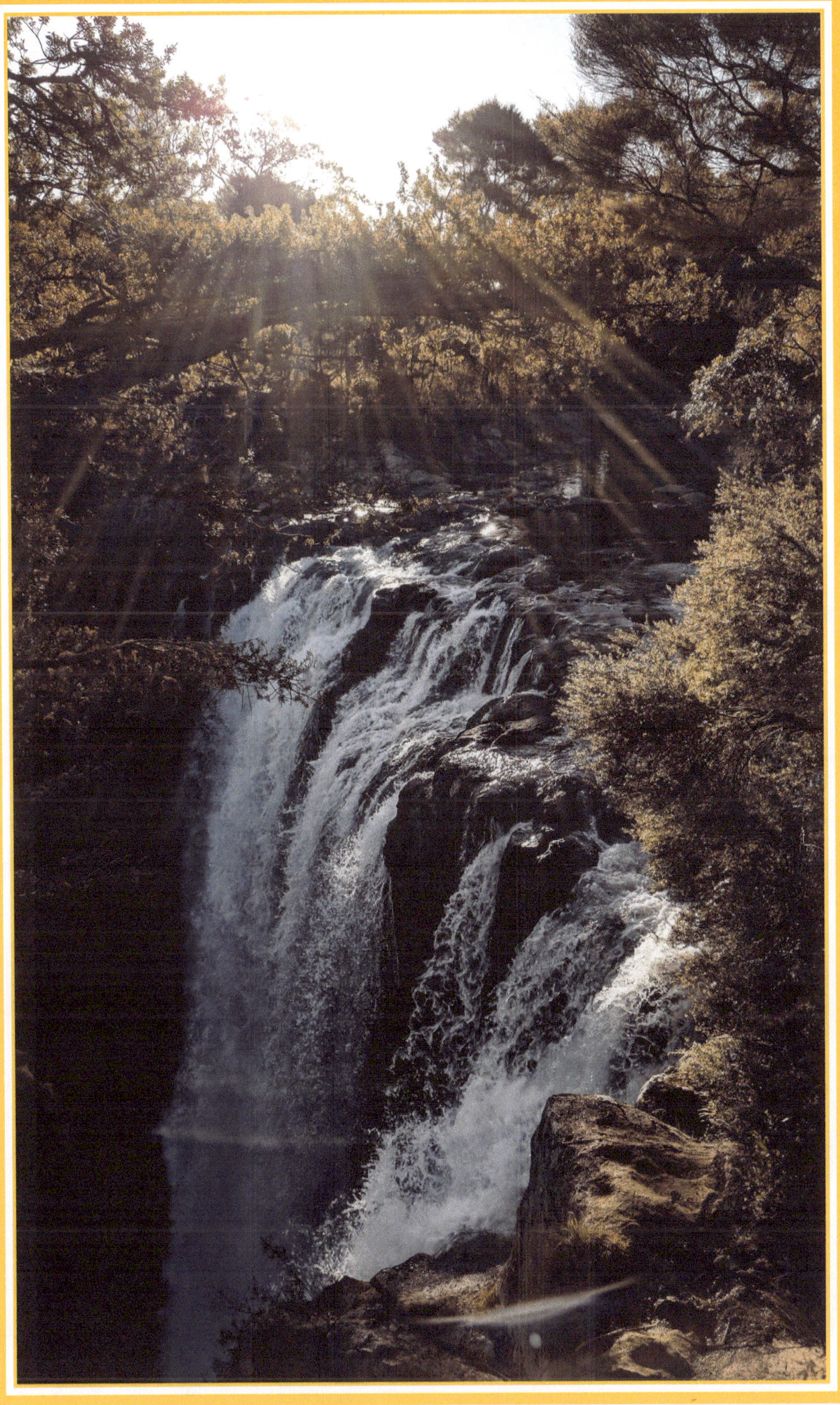

Hay muchos proyectos en el corazón del hombre, pero sólo se realiza el designio del Señor.

Proverbios 19:21

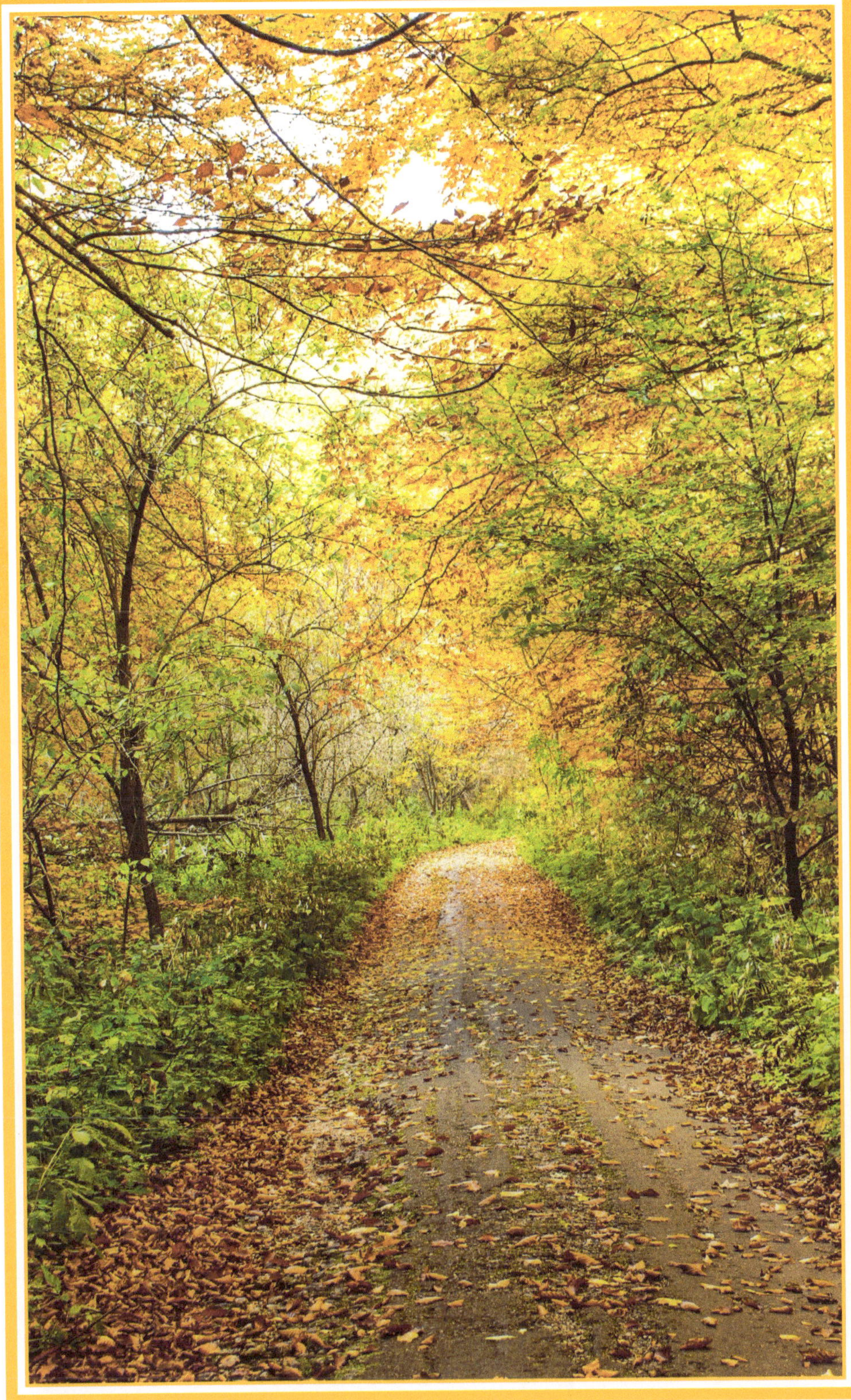

www.ingramcontent.com/pod-product-compliance
Lightning Source LLC
Chambersburg PA
CBHW041807260726
48664CB00035B/1455